I0000834

A LA

# MÉMOIRE DE MON PÈRE

ANCIEN CHIRURGIEN EN CHEF DE L'HÔPITAL

DE TOURS,

Professeur d'accouchements

---

# A mes anciens Maîtres.

---

T LÉGAL
Loire
*191*
1855

# DES

# FIÈVRES INTERMITTENTES

SIMPLES ET PERNICIEUSES

chez les enfants du premier âge, et de leur traitement

PAR

M. Eugène HERPIN.

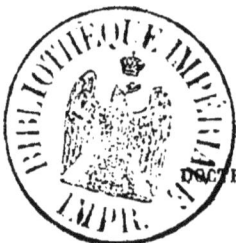

DOCTEUR EN MÉDECINE, A BRÉHÉMONT.

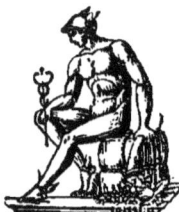

TOURS

IMPRIMERIE LADEVÈZE,

1855.

# DES

# FIÈVRES INTERMITTENTES

## SIMPLES ET PERNICIEUSES

### CHEZ LES ENFANTS DU PREMIER AGE

#### ET DE LEUR TRAITEMENT.

———○—◦◦)⊱◈⊰(◦◦—○———

Les causes qui agissent chez les adultes pour le développement des fièvres intermittentes ont une action plus
marquée, sans aucun doute, sur les enfants, pour la produc-
tion des mêmes fièvres.

Dans le sein de la mère, l'enfant est suspendu dans un milieu parfaitement approprié à son développement, qui le pro-
tège contre toute atteinte, le préserve de toute affection autre
que celle qui serait inhérente au sein de sa mère.

En abandonnant ce milieu protecteur de son développement et préservateur de toute maladie, il est mis en contact, il est pénétré subitement, sans préparation aucune, alors que toutes les parties de son organisation sont dans leur plus grande faiblesse, par l'air qui, le saisissant à sa naissance, ne le quittera qu'à sa mort, après avoir constamment conjuré sa perte.

Les causes prédisposantes des fièvres intermittentes, qui ne sont autres que celles qui favorisent le développement de toutes les autres maladies épidémiques des enfants, appartiennent au sujet lui-même et au milieu dans lequel il est appelé à vivre.

La peau de l'enfant, remarquable par sa ténuité, est plus sensible qu'à tout autre âge, son absorption est plus générale et plus facile.

Sa sensibilité se reconnaît à l'aspect que présente l'enfant à sa naissance, alors qu'il se resserre sur lui-même, tremble sous l'impression de l'air qui le frappe, et sollicite des assistants secours contre la triste impression dont il est saisi. Quand il est plus avancé en âge, le faible jeu de ses organes ne suffit pas encore pour le préserver des variations de l'atmosphère et il devient nécessaire de le protéger contre le froid, la chaleur et l'humidité.

L'absorption plus grande ne saurait pas davantage être mise en doute.

Par sa ténuité, la peau de l'enfant qui ne s'est pas encore prémunie contre les ennemis de sa faiblesse, se rapproche de l'organisation des membranes musqueuses. La facilité avec laquelle les enfants s'écorchent, aux plis des aines, sous les aisselles, aux parties génitales, par la seule application de la peau sur la peau, par la pénétration des urines, par le contact des matières excrémentielles, en est la preuve.

Plus tard, l'enfant est moins sujet aux maladies, lorsque sa peau est moins sensible, lorsque son absorption et son exhalation sont moins actives, lorsque ses téguments ont une organisation plus conforme à la résistance qu'il doivent opposer aux ennemis de leur faiblesse.

La muqueuse respiratoire est dans les mêmes conditions de sensibilité exquise d'absorption et d'exhalation que nous venons d'indiquer pour la membrane cutanée.

Le premier cri de l'enfant, qui donne l'impulsion et la vie à son organisation, est un cri de douleur, qui a son origine dans la vive impression que l'air produit sur la muqueuse bronchique.

La vie de l'enfant est purement nutritive; l'enfant vit pour

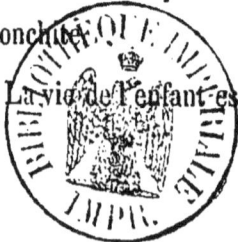

se développer ; aussi l'activité de la muqueuse digestive doit-elle être portée au dernier degré pour satisfaire à la fonction la plus importante chez le jeune sujet. Cette fonction, outre qu'elle est assimilatrice, fournit encore aux organes les éléments de leur accroissement et de leur force.

Nous devons donc trouver dans l'alimentation des particularités à noter : le lait, sa composition, sa richesse, les conditions dans lesquelles se trouveront la mère et la nourrice qui allaiteront; la nature des liquides ingérés, boissons ou aliments, leur température, la manière dont ils seront présentés à l'enfant, les soins apportés par les nourrices dans l'habillement, le mode d'alimentation, toutes ces circonstances influeront sur le mode d'état et d'accroissement des organes, sur le développement ultérieur des maladies de l'enfance et des fièvres intermittentes en particulier. Aussi voyons-nous les fièvres intermittentes chez les enfants du premier âge se développer et récidiver d'autant plus que leur développement est suspendu, retardé ou surexcité.

L'air exerce son action sur la peau et la muqueuse respiratoire de l'enfant :

1° Par sa composition élémentaire, variable avec les lieux ;

2. Par les variations atmosphériques qu'il nous transmet ;

3° Par son élasticité sans limites.

C'est aux chimistes, aux physiciens, à ceux qui s'occupent de recherches microscopiques à observer, dans les lieux où les maladies épidémiques apparaissent et sévissent, la composition de l'air dans ses éléments, les variations thermométriques, barométriques, hydrométriques, la direction des vents, des courants électriques, la présence d'émanations végétales ou animales, d'atômes ou de miasmes.

L'action de ces différents effets sera rendue nécessaire et plus générale par la propriété essentiellement pénétrable et élastique de l'air, qui tiendra en suspension, sans en altérer la puissance, le principe déterminant de l'épidémie, l'étendra indéfiniment en raison de sa dilatabilité infinie, le conduira dans certains lieux avec prédilection, en modèrera l'action sur un point, en augmentera la violence sur un autre, à des distances rapprochées ou incommensurables.

Lorsque dans la réunion de toutes ces conditions morbides nous comprenons certainement la cause déterminante des fièvres intermittentes et des épidémies en général, nous ne saurions cependant la faire connaître et nous nous trouvons réduits à de simples conjectures sur la nature d'un agent dont la présence est inappréciable, mais dont l'existence est rendue réelle par l'ensemble des symptômes que le médecin est appelé à reconnaître et à combattre.

### SYMPTÔMES.

Les quelques jours qui précèdent l'apparition de l'accès, la mère s'aperçoit que son enfant est moins riant que d'habitude, crieur sans motif, difficile à satisfaire en toutes choses; du reste, aucun changement n'a lieu dans l'exercice de ses fonctions. L'enfant reprenant sa gaîté habituelle un moment contrariée, la mère attribue au caprice l'état insolite mais passager de sa mauvaise humeur.

L'accès s'annonce par la pâleur du visage, le froid à la figure, aux mains, aux pieds, à toute la peau, avec horripilations, concentration du petit être et tremblement. Quelquefois l'enfant est pris d'une toux quinteuse, il regorge le lait ou les aliments contenus dans l'estomac. A cette première période de l'accès, l'enfant crie pour avoir le sein de la mère, le prend avec plus d'impatience que de plaisir, se dépite lorsqu'on le lui ôte, et, quand on le lui rend, tette avec avidité, s'endort en pressant le bout du mamelon avec les lèvres et par intervalles seulement. La chaleur succédant à la période algide, la fièvre est vive pendant plusieurs heures, après lesquelles le front et les tempes se couvrent de sueurs, l'enfant reprend sa gaîté en attendant un nouvel accès.

Les accès se succèdent périodiquement et à des heures fixes pendant plusieurs jours sans inquiéter les parents qui, attendant du mieux, espèrent après chaque accès voir tous les accidents cesser. Influencés d'ailleurs par les avis de leurs voisins, qui leur persuadent qu'à de petits enfants aussi jeunes le médecin ne peut rien connaître, qu'il n'y a point de remèdes à donner à cet âge, ils attendent encore, se contentant de redoubler de soins et d'attentions.

Mais toutes ces précautions deviennent insuffisantes, et voyant après plusieurs jours d'attente que la fièvre augmente d'intensité, que l'enfant s'affaiblit, ils s'empressent, après avoir tout tenté, d'envoyer chercher le médecin. Le dernier accès de fièvre ayant été plus alarmant encore que les précédents, l'enfant est dans un abattement tel que la mort leur semble imminente. Le médecin trouve l'enfant dans l'état suivant :

La peau des joues est décolorée, pâle, couleur de cire. Les lèvres, d'un rouge bleuâtre, ont perdu leur aspect naturellement vermeil ; elles sont sèches et gercées, les narines sèches et poudreuses ; les ailes du nez se dilatent visiblement à chaque inspiration de l'enfant ; les paupières, à demi ouvertes, ne laissent voir qu'imparfaitement le globe de l'œil ; celui-ci se meut renversé, d'un mouvement de va et vient, sans secousses, annonçant un état de somnolence de l'enfant sans sommeil réparateur ; le moindre bruit du reste redresse sa vue ; l'enfant regarde avec inquiétude, s'agite et crie un instant ; puis ses paupières retombent à demi ; le globe de l'œil se renverse de nouveau et les paupières s'abaissent.

L'enfant étant débarrassé de ses langes, son corps est d'un blanc mat, sa peau molle au toucher ; l'enfant, au dire de la mère, a beaucoup dépéri, est devenu à rien.

Les membres dans une résolution marquée, tout le système musculaire semble participer à cet état.

La respiration est précipitée, plaintive, suspireuse par intervalles, entrecoupée de cris, l'haleine chaude.

La langue est blanche, sèche ou humide, selon que l'enfant respire par la bouche ou par le nez ; bilieuse et sale à la base, quelquefois rouge sur les bords, lorsque la fièvre est compliquée d'accidents du côté du tube digestif.

Les selles sont nulles dans les cas simples, ou très-fréquentes dans les cas compliqués ; tantôt elles sont noires, sèches, liées par un mucus concrété sous forme de brides, tantôt gluantes, d'un jaune verdâtre, et, lorsqu'elles sont plus fréquentes, liquides , blanches, contenant des concrétions rappelant assez les aliments imparfaitement digérés.

Le cœur soulève les parois thoraciques d'une manière visible, les carotides et les temporales battent avec violence ; le pouls précipité participe au mouvement circulatoire accéléré.

L'état de somnolence de l'enfant, les cris qu'il laisse échapper en sommeillant ou alors qu'il est surpris à son réveil, les soubresauts dans les tendons, tous les troubles fonctionnels enfin que nous venons de signaler indiquent assez que les centres nerveux participent à la souffrance des autres appareils ; s'ils ne sont pas eux-mêmes les premiers atteints, alors les désordres que nous essayons de décrire ne seraient que la traduction de l'impression première exercée sur l'appareil sensitif.

## COMPLICATIONS.

Les complications les plus fréquentes que j'ai été à même d'observer sont :

1° L'inflammation pultacée de la muqueuse gingivale buccale et pharyngée (le muguet); l'inflammation de la muqueuse intestinale (fièvre muqueuse , entérite), que dénote un flux diarrhéique très-marqué;

2º Le corysa, l'inflammation de la muqueuse des bronches, la bronchite capillaire;

3º Le gonflement de la rate, très-sensible chez les enfants chez lesquels les récidives ont été fréquentes;

4º L'urticaire, la scarlatine, la rougeole, la coqueluche;

Enfin la méningite, que je regarde comme la terminaison funeste des fièvres intermittentes plutôt que comme une complication de ces fièvres.

### TRAITEMENT.

Le sulfate de quinine administré en lavements d'une manière méthodique a été pour moi un moyen héroïque des plus commodes pour combattre les fièvres intermittentes, qu'elles aient été simples ou compliquées, ou qu'elles se soient présentées avec un appareil de symptômes des plus redoutables sous la forme pernicieuse.

Dans les cas simples, lorsque l'enfant a la fièvre sans dérangement du côté du tube digestif, j'administre en premier lieu un lavement laxatif :

Eau chaude, 100 grammes,
Sulfate de soude, 20 —

Puis lorsque les selles ont été produites une demi - heure

après la dernière, je fais donner les lavements fébrifuges suivants :

Eau de son grasse, 200 grammes.

Sulfate de quinine, 1 —

Administrer 30 grammes à l'aide d'une petite seringue d'enfant. Renouveler la même quantité de 30 grammes toutes les deux heures.

Le lendemain, avoir recours au même moyen, mettre un intervalle de quatre heures entre chaque lavement.

Lorsqu'il y a complication de flux diarrhéique, j'ajoute trois gouttes de laudanum au lavement fébrifuge, que je rends plus épais en laissant bouillir l'eau sur le son un peu plus de temps.

Je donne ces lavements au moyen de la même seringue, de 30 grammes ; et, si les lavements ne sont pas gardés, je ne fais donner qu'un demi-lavement, soit 15 grammes, et même moins, toutes les deux heures et avec persistance dans le cas où ils sont constamment ou immédiatement rendus.

Comme moyens adjuvants, je fais placer aux jambes deux vésicatoires, lorsque j'ai à craindre des complications du côté du système nerveux ; un vésicatoire sur la région de la rate, lorsque, à la suite de récidives, celle-ci a conservé un volume appréciable.

Ce mode de traitement m'a suffi dans tous les cas de fièvres intermittentes simples ou pernicieuses pour obtenir des résultats tellement heureux que, depuis douze ans que j'exerce la médecine dans le pays, je n'ai pas eu besoin d'avoir recours à d'autres moyens pour obtenir de meilleurs effets. Et même lorsque les enfants étaient atteints de fièvres éruptives, de bronchites capillaires, d'entérites ou de toute autre maladie se présentant sous la forme épidémique, les mêmes moyens mis en usage ont toujours amené une diminution dans la violence de la fièvre et favorablement modifié la marche des symptômes de l'épidémie qui se présentait alors sous un aspect moins inquiétant.

L'usage des lavements fébrifuges a cet avantage sur l'administration par la bouche du quina et de ses succédanés en décoction ou en solution, sur l'emploi du sulfate de quinine par la méthode endémique, qu'il ne dérange en rien le mode d'alimentation de l'enfant, qui continue de prendre sans répugnance le sein de la mère et les aliments les mieux appropriés à son état.

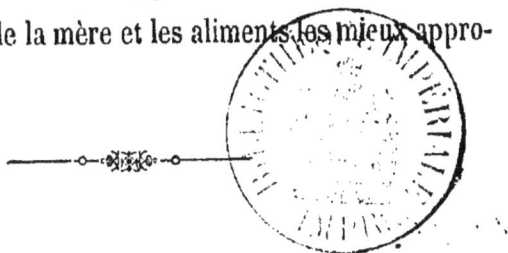

Tours, impr. LADEVÈZE.

www.ingramcontent.com/pod-product-compliance
Lightning Source LLC
Chambersburg PA
CBHW050418210326
41520CB00020B/6654